BEI GRIN MACHT SICH IHR WISSEN BEZAHLT

AF167026

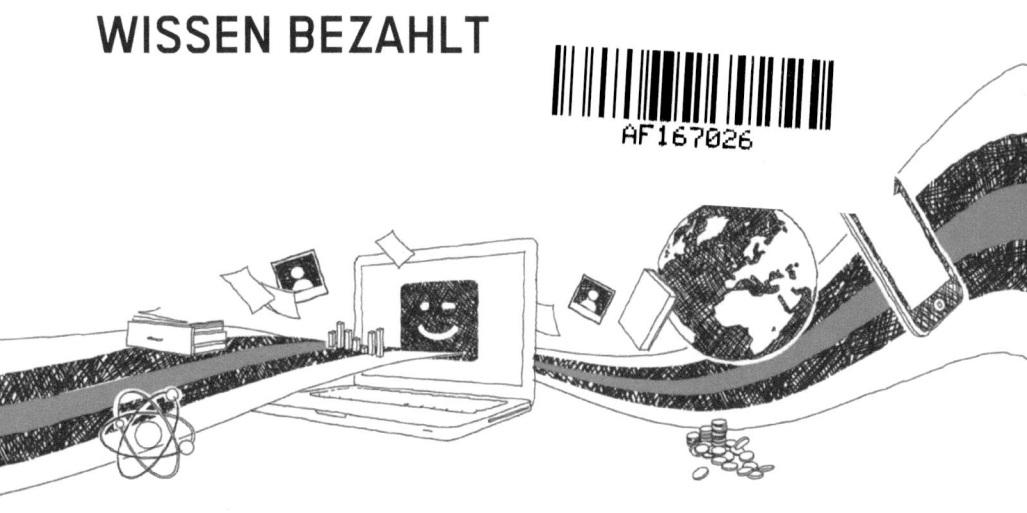

- Wir veröffentlichen Ihre Hausarbeit, Bachelor- und Masterarbeit

- Ihr eigenes eBook und Buch - weltweit in allen wichtigen Shops

- Verdienen Sie an jedem Verkauf

Jetzt bei www.GRIN.com hochladen und kostenlos publizieren

GRIN

Verbesserung der Daueraufmerksamkeit durch individuelle Förderaufgaben

Lückentexte und Rechenaufgaben mit Beschäftigten mit schwerer geistiger Behinderung

Christoph Scheidemann

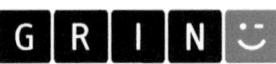

Bibliografische Information der Deutschen Nationalbibliothek:

Die Deutsche Nationalbibliothek verzeichnet diese Publikation in der Deutschen Nationalbibliografie; detaillierte bibliografische Daten sind im Internet über http://dnb.d-nb.de abrufbar.

ISBN: 9783346787736
Dieses Buch ist auch als E-Book erhältlich.

Druck und Bindung: Books on Demand GmbH, Norderstedt Germany
Gedruckt auf säurefreiem Papier aus verantwortungsvollen Quellen

Das vorliegende Werk wurde sorgfältig erarbeitet. Dennoch übernehmen Autoren und Verlag für die Richtigkeit von Angaben, Hinweisen, Links und Ratschlägen sowie eventuelle Druckfehler keine Haftung.

Das Buch bei GRIN: https://www.grin.com/document/1308872

Schriftliche Planung einer
bedarfsorientierten, zielgerichteten
(Förder-)Aktivität

Thema der Aktivität: Verbesserung der Daueraufmerksamkeit durch individuelle Förderaufgaben in einer 1:1 Betreuung mittels einfachen Lückentexten und Rechenaufgaben mit einem Beschäftigten, der eine schwere geistige Behinderung und eine daraus resultierende Konzentrationsschwäche aufweist.

Datum: 14.12.2021

Zeit/Dauer: 15 Minuten

Gliederung

1 Einleitung

1.1 Kurze Darstellung der Einrichtung

Bei der XY-Werkstatt handelt es sich um mehrere Werkstätten für Menschen mit Behinderung (WfbM). Ziel der Einrichtung ist es „Menschen mit Behinderung unabhängig von ihren Ressourcen und Defiziten eine Teilhabe am Arbeitsleben zu ermöglichen".

Die Werkstatt bietet verschiedene Dienstleistungen und fertigt diverse Produkte an. Oft gibt es Produktionsaufträge anderer Firmen, die zum Beispiel beinhalten Pflanzenstecker zusammen zu stecken oder Schnellhefter zu konfektionieren. Die XY-Werkstatt wendet neben der beruflichen Bildung, Maßnahmen an, um die „persönlichen Stärken zu entdecken und Ressourcen weiter zu entwickeln".

Die XY-Werkstatt hat sich 1984 in XY-Stadt gegründet und hat zurzeit sieben Zweigniederlassungen neben dem Hauptsitz in XY-Stadt, darunter eine in XY-Stadt (mein Praktikumsplatz). Diese befindet sich in XY-Stadt auf der XY-Straße. Direkt neben der Zweigniederlassung in XY-Stadt befinden sich das Gymnasium sowie die XY-Schule (eine Förderschule). Zusätzlich lässt sich zu dieser zentralen Lage sagen, dass sich die Stadtverwaltung sowie die XY-Schule (wo ich meine Ausbildung mache) direkt in der Nähe befinden. Der Standort in XY-Stadt ist in drei Fachbereiche aufgeteilt: die Verpackung, den Service und den FOV-Bereich (Förder-, Orientierungs- und VaRiA-Bereich).

Öffnungszeiten der Einrichtung sind von Montag bis Freitag 09:00 Uhr – 17:00 Uhr. Samstag und Sonntags hat die Werkstatt geschlossen.

In der Einrichtung gibt es etwas über 300 Beschäftigte (MmB, die im Arbeitsleben eingegliedert und integriert werden sollen) und ca. 50 Mitarbeiter. Speziell im FOV-Bereich sind die Gruppen unterschiedlich. Hier nochmal eine Zusammenfassung des FOV-Bereiches in XY-Stadt:

Der FOV-Bereich der XY-Werkstatt

Jeder Mensch hat ein Anrecht auf berufliche und persönliche Entwicklung. Unabhängig von der Art und Schwere seiner Behinderung. Diesen Grundsatz hat sich die XY-Werkstatt zu Eigen gemacht. Während ein Großteil der Beschäftigten in den regulären Arbeitsbereichen tätig ist, gibt es einen Personenkreis von Menschen mit hohem Unterstützungsbedarf, die besondere Rahmenbedingungen für die Teilhabe am Arbeitsleben benötigen. Die besonderen Rahmenbedingungen resultieren dabei aus einem sehr breitgefächertem Ressourcen- und Fähigkeitsspektrum, welches diese Menschen mit sich bringen.

XY-Werkstatt unterscheidet im Geschäftsbereich FOV daher drei Bereiche:

F für Förderbereich.

O für Orientierungsbereich

V für VaRiA-Bereich (Vorbereitung auf den Ruhestand im Arbeitsleben)

Derzeit sind im FOV-Bereich insgesamt 11 Gruppen mit unterschiedlichen Schwerpunkten installiert aufgegliedert in:

- 5 Fördergruppen in denen Menschen mit hohem Pflegebedarf oder besonderen Verhaltensweisen durch angepasste Arbeits- und Förderangebote sowie eine professionelle pflegerische Unterstützung eine stetige Weiterentwicklung ihrer beruflichen und persönlichen Ziele erfahren.
- 1 Fördergruppe zusätzlich mit Schwerpunkt Förderdiagnostik und Heranführung an Aufgaben/Arbeit (Aufbaugruppe)
- 2 Orientierungsgruppen in denen Personen tätig sind, welche aufgrund besonderer Verhaltensweisen oder anderer behinderungsbedingter Einschränkungen nicht oder noch nicht in den regulären Arbeitsbereichen eingesetzt werden können. Maßgeschneiderte Arbeits- und Förderangebote sicher auch hier die stetige Weiterentwicklung ihrer beruflichen und persönlichen Ziele
- 1 Orientierungsgruppe zusätzlich mit Schwerpunkt Unterstützung durch strukturierte Arbeitsplätze / Strukturierungshilfen
- 1 VaRiA-Gruppe, in der ältere Menschen mit Behinderung beschäftigt werden, die in absehbarer Zeit aus dem Arbeitsleben ausscheiden werden. Ein Aspekt ist hierbei, mit diesen Menschen Möglichkeiten zu

erarbeiten, wie ein Leben nach der Werkstatt gestaltet werden kann. Nach wie vor nimmt dieser Personenkreis noch aktiv am Arbeitsleben teil.

- 1 TEACCH[1]-Gruppe insbesondere für Menschen mit Autismus-Spektrum-Störung, in der die Beschäftigten nach den Methoden des TEACCH-Ansatzes in ihrer Entwicklung gefördert und unterstützt werden.
- 1 Durchstart-Gruppe, in der die Ermöglichung der Teilhabe an Rehabilitation durch Arbeit für Beschäftigte mit besonders herausfordernden/festgefahrenen Verhaltensweisen umgesetzt wird.

Ziel ist es, den Menschen in allen drei Bereichen des FOV eine sinnvolle Teilhabe am Arbeitsleben anzubieten. Mit dem Wissen, dass im Geschäftsbereich FOV Personen mit sehr verschiedenen Ressourcen und Fähigkeiten beschäftigt werden, müssen auch die Rahmenbedingungen in höhst unterschiedlichem Maße an die Personen angepasst werden. Während ein Teil der Beschäftigten des FOV hinsichtlich der Binnendifferenzierung im Bereich der arbeitsplatzorientierten Förderung eingestuft wird, ist der überwiegenden Teil im Bereich der tätigkeitsorientierten Förderung einzuordnen. Dem wird durch spezielle und individuell zugeschnittene Rahmenbedingungen in Bezug auf räumliche und personelle Strukturen in besonderem Maße Rechnung getragen.

1.2 Kurze Beschreibung der Gruppe

Meine Gruppe befindet sich im FOV-Bereich und ist dort eine von insgesamt 11 Gruppen. Aktuell gibt es in der Gruppe 10 Beschäftigte. Hier sind beide Geschlechter vertreten und das Alter ist relativ breit gefächert. So ist die jüngste beschäftigte Person 27 Jahre und die Älteste 64 Jahre alt. Von den 10 Beschäftigten sind fünf auf einer vollen Pflegeunterstützung angewiesen und bekommen das Essen/Trinken angereicht, die anderen sind auch auf Unterstützung angewiesen (z.B. Toilettenbegleitung, das Essen klein schneiden etc.). Vier benötigen einen Rollstuhl und eine Beschäftigte einen Rollator. Abgesehen von mir gibt es in der Gruppe zwei Mitarbeiterinnen, wovon eine Heilerziehungspflegerin ist und die andere eine examinierte

---

[1] (TEACCH = Treatment and Education of Autistic and related Communication handicapped Children

Intensivkrankenpflegerin. Die Gruppe hat einen großen Raum, der erst vor kurzem bezogen wurde. Zusätzlich gibt es einen kleinen Nebenraum, der von einem Beschäftigten genutzt wird, da er dort nach seinem Bedarf den Arbeitstag gestalten kann. Von der Gruppe aus kann man direkt nach draußen gehen, sodass die Wege zu den Zubringerbussen nicht sehr weit sind. Durch die Corona-Pandemie wurde darauf geachtet, dass die Möbel und Sitzplätze so angeordnet sind, dass die Beschäftigt einen Mindestabstand von 1,5 Meter einhalten können.

Da es sich bei uns um den „Förder- und Orientierungsbereich" handelt, gibt es, abgesehen von Aufträgen anderer Firmen und Einrichtungen, individuelle Förderaufgaben (z.B. in Form von Steckaufgaben) und Förder- und Entwicklungspläne, auf die ich in der Situationsanalyse näher eingehen werde. Hier steht die individuell persönliche und berufliche Förderung im Vordergrund. Die Beschäftigten arbeiten nicht durchgehend, sondern können mehrere Pausen machen was von Person zu Person unterschiedlich sein kann (Bedürfnisse, Verhalten, Arbeitsausdauer etc.). Dies kann unter anderem ein Mittagsschlaf sein, mit Bausteinen beschäftigen, malen oder ein Spaziergang. Zu der Atmosphäre der Gruppe lässt sich sagen, dass sich die Beschäftigten trotz ihrer individuellen Unterschiede (im Grunde ist jeder Mensch individuell unterschiedlich) bzw. Besonderheiten gut miteinander verstehen. Trotzdem und leider sind soziale Interaktionen unter den Beschäftigten durch starke kommunikative Unterschiede sehr selten. Oft sind wir (die Mitarbeiter) das Bindeglied zwischen den Beschäftigten und haben die Aufgabe zu vermitteln. Trotzdem kann es in der Gruppe auch lauter und unübersichtlicher werden. Es kann laute aber auch sehr ruhige Phasen geben. Ein Beschäftigter kann theoretisch das Gemütsbild der ganzen Gruppe ändern, wenn dieser mal einen schlechten Tag hat und seine Stimmung auf seine Kollegen projiziert. Dies ist jedoch selten der Fall.

Die Arbeitszeit der Beschäftigten ist von ca. 8:00 Uhr (die Meisten werden von uns bereits gegen 7:40 Uhr von den Bussen in die Gruppe begleitet) bis 16:10 Uhr (freitags von 8:00 Uhr bis 14:05 Uhr). Die (offizielle) Arbeitszeit der Mitarbeiter ist von 7:45 Uhr bis 16:25 Uhr (freitags von 7:30 Uhr bis 14:20 Uhr). Um ca. 9:30 Uhr gibt es Frühstück mit Kaffee und gegen 11:30 Uhr das Mittagessen, was von der Werkstatt in der Küche zubereitet wird. Hierzu gibt es einen Essensplan für die Woche, der in jeder Gruppe aushängt.

2 Situationsanalyse

2.1 Vorstellung der Teilnehmerin bzw. des Teilnehmers

Herr M. ist 56 Jahre alt und arbeitet seit 2006 in der XY-Werkstatt in XY-Stadt. Er wohnt in einem Wohnheim und lebte nach seinem Unfall einige Jahre in einer Pflegefamilie. Im Jahr 2003 erlitt Herr M. ein Schädel-Hirn Trauma, sowie mehrere Frakturen infolge eines Autounfalls, den er selbst verursacht hatte. Seit diesem Vorfall beträgt der Grad seiner Behinderung 70%. Im Rahmen seiner Genesung und Rehabilitation bekam Herr M. eine Herzerkrankung durch ein Herpes-Virus. Dadurch kam es bei Herrn M. zu einer akuten Myokarditis, „eine rasch und bedrohlich verlaufende Entzündung des Herzmuskels, die den Herzmuskel erheblich schädigen kann und lebensbedrohlich ist."[2] Während der Erkrankung musste Herr M. reanimiert werden, wodurch es zu einem hypoxischem Hirnschaden infolge des Sauerstoffmangels kam. Seitdem beträgt der Grad der Behinderung 100%, da das Langzeit- sowie das Kurzzeitgedächtnis stark eingeschränkt sind und eine Störung der Impulskontrolle vorliegt (dazu in der Strukturfeldern später mehr). Zusätzlich besteht eine Gangataxie („Als Ataxie bezeichnet man eine gestörte Bewegungskoordination")[3], indem Herr M. sein rechtes Bein nachzieht. Laut den medizinischen Unterlagen Herr M's. gibt es hierfür keine körperliche Ursache.

Vor dem Unfall war Herr M. Schichtführer bei der Firma „XY" und ist gelernter Metzger. Er hat zwei Kinder, war verheiratet und hatte einen Hund. Aufgrund seiner Einschränkungen hinsichtlich seines Gedächtnisses, glaubt Herr M. noch, dass er bei seiner Familie zuhause wohnt. Fragt man ihn zusätzlich z.B. wie alt er sei oder was er am Wochenende gemacht hat, sagt er 16 und dass er mit dem Hund und den Kindern unterwegs gewesen sei. Manchmal ist er auch mit seinem Vater (seit vielen Jahren verstorben) unterwegs gewesen. Herr M. wirkt im großem und ganzen sehr zufrieden und natürlich sagen wir nicht, dass er geschieden ist und in einem Wohnheim wohnt.

Herr M. hat sich an den Werkstattalltag gewöhnt und kann z.B. ohne großen Aufwand „XY" Etiketten oder aber „XY" Bügel und Clips zusammenstecken. Aus meinen Beobachtungen heraus zeigt sich bei Herrn M's. Bewegungsmustern eine ausgeprägte

---

[2]Thieme, Lexikon der Krankheiten und Untersuchungen, 2008, S. 693

[3]www.ataxie.de/seite/465622/was-ist-ataxie

Ataxie, wodurch Bewegungsabläufe unkoordinierter und längere Zeit in Anspruch nehmen. Eine spezielle Unterstützung benötigt er in seiner Selbstständigkeit jedoch nicht. Würde man Herrn M. fragen, wo er sich gerade befindet, wüsste er nicht, wo er sich aktuell befindet (in der XY-Werkstatt). Sagt man ihm „in der Werkstatt", nimmt er es ohne Probleme hin und fragt nicht weiter nach. Es ist schwierig zu beurteilen, ob er die Mitarbeiter erkennt, da das Kurzeit- und Langzeitgedächtnis stark eingeschränkt sind. Ähnlich wie bei einer Demenzerkrankung, lebt Herr M. im Augenblick und teilweise in der Vergangenheit. Auf den Augenblick bezogen, ist bzw. wirkt Herr M. nicht verwirrt, obwohl eine mittelstarke Einschränkung in seiner Orientierung vorliegt. (Alles weitere zu den Ressourcen und Defiziten in seinen Strukturfeldern) Bezogen auf seiner Impulskontrolle, lässt sich sagen, dass dies Tagesformabhängig ist und sein kann. Manchmal schimpft Herr M. zum Beispiel mit einem, wenn man sagt, dass er noch seine Tabletten nehmen müsse. Dies ist oft der Fall, wenn er sich in diesem Augenblick auf die Couch setzen oder generell ausruhen möchte (die Tabletten gibt es nach dem Mittagessen). Einen Bezug zu den Beschäftigten hat Herr M. nicht. Sie werden meist nicht beachtet. Manchmal kommt es vor, dass Herr M. stark verunsichert ist, wenn ein Beschäftigter ihm zu nahekommt. Präventiv achten wir darauf, dass kein Beschäftigter zu unerwartet „schnell" Herrn M. zu nahekommt, um Auseinandersetzungen zu vermeiden. Herr M. bringt einen oft zum Lachen, da er einen sehr „trockenen" Humor besitzt. Ein Beispiel: Wir sprachen Herrn M. darauf an, dass er X-Beine habe. Er bejahte dies und sagte, dass das immer „doof" mit dem Welpen sei. Wir wussten nicht warum und hackten weiter nach. Er sagte darauf „Ja weil der immer durch meine Beine durch rennt wenn man stehen bleibt". Auch sonst kann man viel mit Herrn M. über seine Vergangenheit (seine Gegenwart) erzählen.

2.2 Beschreibung der Teilnehmerin bzw. des Teilnehmers orientiert an den Strukturfeldern

2.2.1 Sprache/ Kommunikation

Herr M. hat keinerlei Einschränkungen, was seinen aktiven und passiven Wortschatz angeht. Die Fähigkeit zur kommunikativen Interaktion fällt ihm jedoch schwer, wenn man ein Gespräch anfängt, zeigt sich dies jedoch nicht. Dies resultiert meinen Beobachtungen heraus aus seinen Einschränkungen in der Orientierung, sowie seiner Fähigkeit Individuen „wiederzuerkennen". Der Anreiz zur kommunikativen Interaktion für ihn, ist dadurch dann wenig gegeben.

Herr M. besitzt die Fähigkeit zu lesen und zu schreiben und kann z.b. geschriebenes als Medium zur Kommunikation bzw. Sprache nutzen und verwenden. Durch Herrn M's. Ataxie fällt es ihm schwer, Mimik und insbesondere Gestik zu zeigen, erkennt diese jedoch ohne Einschränkungen bei anderen.

2.2.2 Kognition

Im Bereich der Kognition weist Herr M. ein uneingeschränktes Farbverständnis auf. In Phasen der Unaufmerksamkeit bzw. bei Konzentrationsschwierigkeiten verwechselt Herr M. manchmal Farben unbewusst. Auch das Zahlenverständnis ist solide ausgeprägt. So kann Herr M. Zahlen (1-20) benennen und leichte Matheaufgaben lösen, jedoch bereiten ihm größere Zahlen bzw. das Benutzen von Geld Schwierigkeiten. Ihm ist aber bewusst, dass Geld ein Zahlungsmittel ist. Herr M. kann zudem lesen und schreiben, jedoch mit Einschränkungen, die uns in der Gruppe nicht sehr bekannt sind.

Durch den hypoxischen Hirnschaden zeigen sich hier kognitive Einschränkungen. Routinierte Tagesabläufe sind für Herr M. in gewisser Weise nachvollziehbar, auch wenn Herr M. an gewisse Dinge erinnert werden muss (Hände nach Toilettengang waschen, Maske beim Verlassen der Gruppe aufziehen, Schuhschnallen zu machen etc.). Jedoch ist dies auch häufig Tagesformabhängig und Herr M. braucht manchmal keine Erinnerungshilfen. In seiner Selbstständigkeit lässt sich sagen, dass Herr M. leichte Unterstützungen benötigt (beim an- und auskleiden, der Körperpflege etc.), was jedoch größtenteils auf die Ataxie zurückzuführen ist. Grundbedürfnisse werden selbstständig ausgeführt, manchmal ist eine Anleitung notwendig. Herr M. ist nicht bzw. kaum zeitlich und örtlich orientiert. Durch einen Wiederholungscharakter und

Begleitung wird versucht, eine Automatisierung zu erreichen. Dies zeigt sich auch beim Begleiten von den Bussen zu den Gruppenräumen. Die Begleitung gibt Herrn M. eine Sicherheit. Läuft Herr M. alleine, führt dies häufig zu einer Verunsicherung und dadurch zu einer Orientierungslosigkeit. Aufgrund des stark eingeschränkten Kurzeit- und Langzeitgedächtnisses, ist das Lernen per se bei Herrn M. kaum mehr möglich. Auch hier wird durch Wiederholungscharakter versucht, eine Automatisierung zu erreichen. Wie auch bei Menschen mit einer demenziellen Erkrankung wird Wert daraufgelegt, Ressourcen zu erhalten. In Herrn M's. Introspektion (Selbstwahrnehmung) zeigt sich, dass Herr M. seine körperlichen Einschränkungen kaum wahrnimmt und das Gefahrenpotenzial verkennt (Sturzgefahr). So benötigt Herr M. bei längeren Strecken einen Rollstuhl und es muss sehr darauf geachtet werden, dass sein Schuhwerk geschlossen ist. Generell ist auf Sturzprophylaxe zu achten.

In Herrn M's. Arbeitsphasen zeigt sich meistens eine geringe Arbeitsausdauer und allgemeine Konzentration. Er unterbricht die Arbeit von sich aus oder lässt sich leicht ablenken. Manchmal ist hier auch das Gegenteil der Fall und Herr M. arbeitet bei z.B. „XY" Stecker qualitativ und quantitativ sehr ausgeprägt. Trotzdem benötigt er oft eine Rückzugsmöglichkeit zum Ausruhen oder um eine Pause zu machen. Hierzu setzt er sich gerne auf ein Sofa, zieht seine Schuhe aus und/oder legt sich hin. Bei Stress zeigt sich, dass Herr M. einfachste praktische Handlungen nur noch schwer ausführen kann, deswegen ist auf eine ruhige/natürliche Atmosphäre zu achten und ihm die Möglichkeit bieten, sich zurückzuziehen.

2.2.3 Motorik

Herr M. besitzt solide ausgeprägte grobmotorische Fähigkeiten. Aufgrund seiner Ataxie und der daraus resultierenden steifen Glieder, bereitet es ihm leichte Schwierigkeiten, sich auf Anhieb hinzusetzen, aufzustehen oder z.B. sein Getränk zu nehmen. Hierbei benötigt er jedoch keine Unterstützung, sondern nur die notwendige Zeit, sich zu fokussieren. Beim An- und Ausziehen benötigt Herr M. Unterstützung. Er brauch Hilfe, wenn er im Stehen seine Jacke anziehen möchte, da er wegen der Ataxie Einschränkungen in seinem Gleichgewichtssinn vorweist. Hier besteht kein Unterstützungsbedarf, jedoch muss unbedingt auf die Sturzprophylaxe geachtet werden. Aufgrund der Gangataxie kann Herr M. nicht rennen oder schnell gehen. Das Gehen bereitet ihm aber nur leichte Schwierigkeiten.

Seine feinmotorischen Fähigkeiten sind gut ausgeprägt. Man erkennt, dass er zwar Zeit benötigt, um sich zu fokussieren und zu konzentrieren, dann aber eine gut ausgeprägte Genauigkeit, bei z.b. „XY-Stecker" oder „XY-Clips" vorweist. Er beherrscht den Pinzettengriff und kann sich z.b. selber die Maske hinter den Ohren legen, die Schuhe zu machen oder wie erwähnt, die Materialien bzw. Steckaufgaben genaustens zusammenstecken. Er kann sich sehr auf seine Arbeit konzentrieren, auch wenn sein psychomotorischer Antrieb eingeschränkt ist. Alles das habe ich während der letzten 3 Wochen meines Praktikums gut im Gruppenalltag beobachten können.

2.2.4 Wahrnehmung

Auditive Wahrnehmung

Herr M. hat keinerlei Einschränkungen im Bereich der auditiven Wahrnehmung. Das wird dadurch bemerkbar, dass er bei einer Konversation alles gut hört, auch wenn der Gesprächspartner eine Schutzmaske trägt. Seine Stärken im Bereich der auditiven Wahrnehmung werden besonders sichtbar, wenn man sich mit Herrn M. über mehrere Meter durch den Gruppenraum unterhält. Dabei fällt nochmals auf, dass seine auditive Wahrnehmung gut ausgeprägt ist.

Vestibuläre Wahrnehmung

Im Bereich der vestibulären Wahrnehmung weist Herr M. aufgrund seiner Gangataxie und der daraus resultierenden steifen Gliedmaßen starke Einschränkungen auf. Er kann selbstständig von seinem Stuhl oder der danebenstehenden Couch aufstehen und kurze Strecken (z.B. zur Toilette) mit großer Anstrengung alleine Laufen. Für längere Strecken (z.B. zum Bus) hat Herr M. einen Rollstuhl, da das Sturzrisiko sonst zu groß wäre. Zudem ist das Laufen in seinem Fall auch eine Belastung auf kognitiver Ebene, da er sich während des Laufens sehr konzentrieren muss. Er nutzt meist seine Arme um das Körpergleichgewicht auszugleichen, indem er sie ausstreckt und in bestimmte Richtungen bewegt. Ich konnte beobachten, dass Herr M. während des Aufstehens oder des Laufens gibt Herr M. Laute von sich, die nochmal unterstreichen, wie anstrengend es für ihn ist, das Gleichgewicht zu halten und seine Gliedmaßen einzusetzen.

Visuelle Wahrnehmung

Herr M. hat keine sichtbaren oder bekannten Einschränkungen im Bereich der visuellen Wahrnehmung. Ich habe während des Praktikums beobachtet, dass Herr M. gerne von seinem Arbeitsplatz aus das Gruppengeschehen betrachtet und als Reaktion auf die Geschehnisse mit Lachen reagiert. Er bemerkt also, was um ihn passiert. Dafür benutzt er seine visuelle Wahrnehmung.

Während des Praktikums habe ich mehrmals eine Übung mit Herrn M. durchgeführt, bei der er Bildkarten mit verschiedenen Büromaterialien hat (Buntstifte, farbige Klammern, Tesafilm, Radiergummi usw.). Die Gegenstände sind alle vermischt in einer Kiste und Herr M. schafft es die passenden Objekte von den Bildkarten rauszusuchen.

Olfaktorische Wahrnehmung und Gustatorische Wahrnehmung

Herr M. weist keine Einschränkungen in den Bereichen der olfaktorischen und der gustatorischen Wahrnehmung auf. Auch in seinen Akten gibt es keine Aufzeichnungen, die das Gegenteil aussagen. Durch Aussagen wie „Das Essen riecht gut" oder „Das Essen schmeckt sehr gut" ist mir auch nochmal aufgefallen, dass in diesem Bereich keine auffälligen Einschränkungen vorliegen.

Taktile Wahrnehmung

Herr M. nimmt Reize über die taktile Wahrnehmung gut wahr. Das konnte ich feststellen, als er einmal auf der Couch eingeschlafen war und ich ihn vorsichtig wecken wollte. Um zu vermeiden, dass er sich erschreckt habe ich mit meiner Hand seine Hand gestreichelt. Er hat das sofort gemerkt und die Augen geöffnet. In seiner Akte gibt es keinerlei Informationen, ob es Einschränkungen in der taktilen Wahrnehmung vorliegen.

2.2.5 Sozialverhalten und Emotionen

Herr M. ist nach meinen Beobachtungen und meiner Wahrnehmung per se ein zufriedener Mensch und oft zu Scherzen aufgelegt. Er ist freundlich und aufgeschlossen gegenüber Mitarbeiter/innen, auch wenn es ihm schwerfällt, eigenständige, dauerhafte Kontakte zu schließen. Er ist in der Lage sich an Ansprachen und Regeln zu halten bzw. diese Anzuerkennen, auch wenn meistens Überzeugungsarbeit geleistet werden muss, um Herrn M. z.B. zur Arbeit zu motivieren. Gegenüber den Beschäftigten ist

Herr M. verschlossen und zeigt teilweise aggressive Verhaltensweisen, was nicht auf Bosheit beruht, sondern der zeitweise vorhandene Unsicherheit und der daraus resultierenden Orientierungslosigkeit.

Herr M. war Schichtführer bei XY und zeigt eine Affinität zu klaren und deutlichen Ansagen (Vorgesetztenfunktion). Dies zeigt sich dadurch, dass Herr M. häufig lacht und grinst, wenn es in der Gruppe oder auch ihm gegenüber zu bestimmten „Ansagen" kommt. Fragt man ihn, sagt er auch, dass er gerne der „Vorgesetzte" in der Firma und ein „Freund von direkten Ansagen" war. Er redet häufig von seiner Familie und freut sich, wenn man ihn etwas aus der Vergangenheit (was für ihn die Gegenwart ist) fragt. Durch seine Metzgerlehre hat er ein fachliches Wissen was Fleischwaren angeht (z.B. wie man eine Leberwurst macht). Früher war Herr M. gerne in einer Kneipe und hat z.B. Karten gespielt und Whisky-Cola getrunken. Dies weist meiner Meinung daraufhin, dass Herr M. vor seinem Unfall ein sehr geselliger Mensch war.

In Stresssituationen nimmt Herr M. laut Unterlagen und den Mitarbeiter/innen eine verbale/körperliche Abwehrhaltung ein und kann sich massiv gegen fremdbestimmte Eingriffe zur Wehr setzen. Dies habe ich jedoch nicht in der kurzen Zeit meines Praktikums mitbekommen. Das Ausmaß seiner kognitiven/motorischen Einschränkungen sind Herrn M. nicht bewusst. Dadurch gerät er häufig an seine Grenzen, wodurch es zu Frustrationen kommen kann. Diese entladen sich zum Teil auch an Mitarbeitern. Lässt man Herrn M. die Zeit und Ruhe, kommt dies nicht vor. In den Pausensituationen bzw. nachmittags sitzt Herr M. gerne auf der Couch und beobachtet das Gruppengeschehen.

2.3 Aktuelle Handlungsziele und festgelegte Maßnahmen laut PEP

Ziel Nr.1

<u>Worin wollen Sie in Ihrer Arbeit besser werden?</u>

- Verbesserung der Daueraufmerksamkeit / Konzentrationsvermögen bei einfachen Aufgaben

<u>Was wollen Sie dabei genau erlernen?</u>

- Herr M. wird in seiner Konzentration gestärkt und seine Fähigkeiten bleiben erhalten.

<u>Warum ist das für Ihre Arbeit wichtig?</u>

- Aufgrund seines fortschreitenden Alters nehmen kognitive Fähigkeiten ab. Er wird bei den Übungen gefördert und sein Selbstwertgefühl wird gestärkt.

<u>Was müssen Sie machen? Wie fangen Sie damit an? Welche Unterstützung benötigen Sie?</u>

- Herr M. bekommt mindestens einmal in der Woche für 15 Minuten Konzentrationsaufgaben gestellt. Z.B. vervollständigen von Lückentexten oder vorlesen von Lückentexten.

<u>Bis wann wollen Sie das gelernt haben</u>

- März 2022

Ziel Nr.2

<u>Worin wollen Sie in Ihrer Arbeit besser werden?</u>

- Förderung der Ausdauerleistung

<u>Was wollen Sie dabei genau erlernen?</u>

- Das Arbeitstempo und sein Einzelarbeitsplatz sollen erhalten bleiben.

<u>Warum ist das für Ihre Arbeit wichtig?</u>

- Teilhabe am Arbeitsprozess und spüren von Selbstwirksamkeit.

<u>Was müssen Sie machen? Wie fangen Sie damit an? Welche Unterstützung benötigen Sie?</u>

- Herr M. sitzt während der Arbeitszeit an seinem Arbeitsplatz. Er arbeitet von links nach rechts und muss 25 Heftmappen fertigstellen bevor er eine kurze Pause einlegen darf,

<u>Bis wann wollen Sie das gelernt haben</u>

- März 2022

2.4 Detaillierte Erläuterung der für die Aktivität relevanten Bereiche

Ich bin der Meinung, dass für eine Aktivität immer alle Strukturfelder wichtig und gleichzeitig betroffen sind und nach dem Prinzip der Psychomotorik auch sein sollten. Doch hier ist vor allem der Bereich der Kognition, der Motorik (vor allem Feinmotorik) und die visuelle Wahrnehmung betroffen. Bei dem Angebot, ist besonders die Daueraufmerksamkeit und das Konzentrationsvermögen betroffen. So auch bei Herrn M's. persönlichem Entwicklungsziel, die Daueraufmerksamkeit und das Konzentrationsvermögen mit einfachen Aufgaben zu verbessern bzw. zu erhalten.

Durch den hypoxischen Hirnschaden, den Herr M. erlitten hatte und auch aufgrund des fortschreitenden Alters, ist es wichtig, die kognitiven Fähigkeiten Herrn M's. zu fördern und vor allem zu erhalten. Zum Beispiel Mithilfe von kleinen Übungen und Aufgaben in Form von kleinen „Stationsaufgaben" (z.B. Lückentexten oder Rechenaufgaben). Herr M. besitzt die kognitive Fähigkeit zu lesen und zu schreiben. Um das Konzentrationsvermögen bzw. die Aufmerksamkeit Herrn M's. zu fördern, nutze ich diese Fähigkeiten, um die generellen kognitiven Fähigkeiten zu verbessern, zu fördern und zu erhalten. Diese sind zum Beispiel die Vorstellungskraft, das Problemlösen, aber auch die Wahrnehmung und Aufmerksamkeit. Auch die (vor allem visuelle) Wahrnehmung spielt hier eine Rolle. Die Fähigkeit zur Feinmotorik, um zum Beispiel einen Stift zu halten und zu schreiben besitzt Herr M. ebenfalls. In wie fern der hypoxischer Hirnschaden von Herrn M., bzw. die daraus resultierende starke Einschränkung des Lang- und Kurzzeitgedächtnisses bei der Aktivität eine Rolle spielen bleibt abzuwarten. Ich versuche auf jeden Fall eine Überforderung zu vermeiden und passe die Gegebenheiten während der Aktivität an, da ich mehrere Aufgaben zur Verbesserung/Förderung/Erhaltung der kognitiven Fähigkeiten im Bereich der Daueraufmerksamkeit und des Konzentrationsvermögens vorbereitet habe.

Wahl/Berücksichtigung der Methoden und methodischen Prinzipien im Hinblick auf den Teilnehmer und Zielsetzung

<u>Gedächtnistraining</u>

Durch zielgerichtetes Gedächtnistraining, können kognitive Leistungen gesteigert werden. Es beeinflusst die Lernfähigkeit und Aufnahmebereitschaft des Gehirns und führt zu einer höheren geistigen Effizienz. Mit gezieltem Training kann u.a. die Merkfähigkeit, die Wahrnehmung, die Konzentration, das logische Denken und die Denkflexibilität verbessert werden.[4] Als Medium verwende ich Lückentexte und Rechenaufgaben. Herr M. soll diese bearbeiten und fehlende Teile im Lückentext ergänzen und die Rechenaufgaben bearbeiten. Dies kann in Schriftform, sowie kommunikativ erfolgen. Eine Regelung soll es hier nicht geben, da ich Spontanität und Variabilität in einer Aktivität sehr wichtig finde. Es wirkt dadurch natürlicher, weniger einengend und der Stressfaktor wird reduziert.

Durch den Appell an Herrn M's. kognitive Fähigkeiten im Bereich des Schreibens und Lesens, erfordert ein Lückentext ein ausreichendes Sprachverständnis sowie eine umfassende Kenntnis des abgefragten Wortschatzes.[5] Wichtig bei diesen Übungen ist, klar und deutlich zu sprechen, Blickkontakt aufzunehmen, geduldig zu bleiben und auf Reaktionen des Teilnehmers zu achten (Spaß/irritiert/verärgert?).[6]

---

[4]https://bvgt.de/ganzheitliches-gedaechtnistraining/

[5]https://wortwuchs.net/lueckentext/

[6]https://www.pflege.de/leben-im-alter/gesundheit-im-alter/gedaechtnistraining/

Die methodischen Prinzipien nach Theunissen

Prinzip der Individualisierung:

Förderung soll immer von der Individualität des Menschen ausgehen und darauf aufbauen. Erforderlich ist eine ständige Orientierung am Entwicklungsstand der jeweiligen Person. Das Prinzip der Individualisierung kann umgangssprachlich auf die Formel verkürzt werden, „jeden Lernenden da abzuholen, wo er steht". Um Lernende adäquat zu erreichen und deren individuellen Bildungsprozesse zu unterstützen, sollte man sie als individuelle Lernende auffassen. Dies kann gelingen indem bspw. Aufgaben und Ziele so differenziert werden, dass Lernende gemäß ihren persönlichen Fähigkeiten und Möglichkeiten mitarbeiten und ihren Teil zur Bewältigung einer gemeinsamen Aufgabe beitragen können.

Prinzip der Ich-Du-Beziehung:

Für jegliche fördernde Maßnahme ist eine partnerschaftliche, kooperative, empathische und kommunikative Beziehung zwischen dem Teilnehmer und der Bezugsperson die Grundlage. Herr M. ist ein kommunikativer Mensch, wenn man ihn zur Kommunikation aktiviert und genießt eine Eins-zu-Eins Situation. Durch die 3 Wochen in der Einrichtung bzw. Werkstatt konnte ich eine Ich-Du-Beziehung aufbauen und durch Gespräche vieles aus Herrn M's. Leben in Erfahrung bringen.

Prinzip der Selbsttätigkeit:

Die Methoden müssen dahingehend ausgewählt werden, dass sie eine Eigensteuerung und Aktivierung des Teilnehmers erlauben. Da Herr M. die kognitive Fähigkeit besitzt, die Aufgaben zu bearbeiten, wird Herrn M. die Möglichkeit eröffnet, selbst Lösungen zu erarbeiten, sodass Lernen durch Handeln stattfinden kann und die Daueraufmerksamkeit, sowie die Konzentration gefördert werden kann. Der kommunikative Aspekt, sowie Unterstützungen und Hilfestellungen sind hier dennoch von großer Wichtigkeit, um Herrn M. die Sicherheit zu geben, diese Aufgabe bearbeiten zu können. Das Prinzip der Selbsttätigkeit hat auch einen motivierenden Aspekt, da der Teilnehmer durch eigene Lösungswege ein Selbstvertrauen entwickelt und eine Sicherheit in den eigenen Fähigkeiten.

2.5 Zielbeschreibung (nach den SMART-Kriterien)

Herr M. wird am 14.12.2021 gegen 10:00 Uhr etwa 15 Minuten an seinem Einzelarbeitsplatz mit Anleitung, Hilfestellung und Unterstützung verschiedene einfache Übungen/Aufgaben in Form von Lückentexten, Rechenaufgaben und „Tik-Tak-Toe" als Gedächtnistraining zur Förderung und Erhaltung seiner kognitiven Fähigkeiten im Bereich der Aufmerksamkeit und Konzentration bearbeiten.

Spezifisch: Das Ziel ist spezifisch, da es an die Ressourcen (lesen und schreiben) angepasst ist. Durch genaue Anleitung im Bezug der Lückentexte, der Rechenaufgaben und das „Tik-Tak-Toe"-Spiel ist das Ziel genau und   spezifisch. Zudem wurden der Lückentext und die Rechenaufgaben konkret an die Ressourcen von Herrn M. gestaltet und angepasst.

Messbar: Das Ziel ist messbar, da die Aktivität circa 15 Minuten (10:00 Uhr – 10:15 Uhr) gehen soll. Zusätzlich nutze ich einen „Time-Timer", wo Herr M. die ablesen kann. Durch Unterstützung und Anleitung soll die Aufmerksamkeit und Konzentration Herrn M`s. während der Übung aufrechterhalten werden und die Übung bearbeitet werden.

Attraktiv: Herr M. mag den persönlichen Kontakt in eins-zu-eins Situationen. Wenn man ihm dann noch erklärt, dass man extra für ihn verschiedene Aufga-ben gestaltet hat, die er bearbeiten darf, freut er sich besonders auf die Aktivität.

Realistisch: Herr M. besitzt die nötigen Ressourcen und Fähigkeiten im Bereich der Kognition und der Feinmotorik, sowie der visuellen Wahrnehmung, die diese Aufgaben erfordern. Ziel ist es, diese Fähigkeiten zu aktivieren, um die Aufmerksamkeit und Konzentration von Herrn M. zu fordern, zu fördern und zu erhalten.

Terminiert: Das Angebot wird am 14.12.2021 gegen 10:00 Uhr stattfinden.

3 Kommentierte Verlaufsplanung

Geplanter Verlauf ("Was und Wie?")	Kommentar/Begründung ("Warum?")
Vorbereitungsphase/Hinführende Maßnahmen	
Nachdem ich mich dazu entschieden habe, mein zweites Angebot mit Herrn M. durchzuführen, habe ich häufiger mit ihm gearbeitet und mich ihm unterhalten.	Herr M. lebt mit der Sicherheit von Automatisierungen innerhalb seines Alltags und Wiederholungsmustern. Um einen gewissen Bezug aufbauen zu können, habe ich mich auf das Prinzip der Ich-Du-Beziehung bezogen und mich mehr mit ihm unterhalten. Dabei habe ich mein Verhalten gegenüber ihm oder anderen in der Gruppe nicht geändert, da ich schon knapp vier Wochen in der Gruppe bin und einen Bezug zu den Leuten habe. Eine 100 % Sicherheit, dass Herr M. einen Bezug zu mir aufbauen konnte, kann ich nicht sagen, da Herr M. eine starke Einschränkung des Kurz- und Langzeitgedächtnisses vorweist. Trotzdem gehe ich von einer ausgeprägten Ich-Du-Beziehung aus.
Ich spreche vermehrt mit den Mitarbeiter*innen der Gruppe über Herrn M. (Bedürfnisse, Entwicklungsstand, Alltag, Vergangenheit) und lese mir die Doku und Entwicklungs- bzw. Förderberichte durch. Zusätzlich	Bevor ich ein Angebot für Herr M. gestalten und planen kann, muss ich mich mit ihm beschäftigen, da die subjektiven, komplexen Lebenserfahrungen und Bedingungen, die individuellen Ressourcen, Bedürfnisse und

Geplanter Verlauf ("Was und Wie?")	Kommentar/Begründung ("Warum?")
beschäftige ich mich mit seiner Biografie und führe oft Gespräche über Herrn M. mit ihm.	Defizite wichtig in Erfahrung zu bringen sind, um ein angemessenes und individuelles Angebot zu gewährleisten. Dadurch kann ich mich an seinem IST-Zustand orientieren. Dabei beziehe ich mich auf das Prinzip der Individualisierung.
Ich habe mich dazu entschieden, das Angebot an seinem Arbeitsplatz durchzuführen.	Herr M. hat seinen festen Arbeitsplatz in der Gruppe und ist daran gewöhnt, in dieser Umgebung zu arbeiten. Um für eine angenehme Atmosphäre zu sorgen möchte ich das Angebot an seinem Arbeitsplatz durchführen, damit es sich für ihn so natürlich wie möglich anfühlt. Dabei beziehe ich mich auf das Prinzip der Individualisierung – Herr M. fühlt sich an seinem Platz wohl, also wird das Angebot an seinem Platz durchgeführt.
Nachdem ich die Informationen von Herrn M. gesammelt habe, habe ich Übungen und Arbeitsblätter mit Lückentexten und Rechenaufgaben vorbereitet zu der Förderung und Erhaltung seine kognitiven Fähigkeiten im Bereich der Dauer-aufmerksamkeit und Konzentration.	Herr M. besitzt die kognitiven und motorischen Fähigkeiten zu lesen und zu schreiben. Er muss sich über einen bestimmten Zeitraum (ca. 15 Minuten) konzentrieren, um so ein für ihn bestmögliches Ergebnis zu erreichen. Dabei kommt es nicht darauf an, dass er alle Aufgaben korrekt beantwortet, sondern dass er sich Mühe bei der Durchführung gibt.

Geplanter Verlauf ("Was und Wie?")	Kommentar/Begründung ("Warum?")
	Prinzip der Ganzheitlichkeit, Prinzip der Individualisierung
Hinführungsphase	
Ich suche den Kontakt zu Herrn M. Dabei nehme ich den Kontakt über eine kommunikative Ebene auf und bitte ihm, sich mit mir auf seinem Arbeitsplatz zu setzen und sage, dass ich etwas für ihn vorbereitet habe. Dabei setze ich eine freundliche Stimmlage ein und gebe ihm durch eine freundliche Mimik ein Gefühl der Sicherheit.	Herr M. ist (wenn man ihn dazu aktiviert) ein kommunikativer Mensch, der sich gerne mit einem unterhält. Ich schaue freundlich und bitte ihn sich mit mir, als zusätzliche Sicherheit für ihn, hinzusetzen.
	Möchte Herr M. nicht mitkommen bzw. lässt sich nicht darauf ein, werde ich die Übungen erklären und ihn motivieren, indem ich sage, dass es z.B. mit Weihnachten zu tun hat. Kommt Herr M. dann auch nicht mit, setze ich mich hin und beschäftige mich mit den Materialien. Nach einer Minute bitte ich Herr M., mir zu helfen, weil ich nicht „weiterkomme". Da ich Herrn M. mittlerweile besser kennenlernen konnte, weiß ich, dass er hilfsbereit ist und deswegen könnte ich mir vorstellen, dass ich ihn durch diesen „Trick" motivieren könnte, die Übungen zusammen mit mir durchzuführen. Dabei orientiere ich mich am Prinzip der Individualisierung – „jeden Lernenden da abholen, wo er steht".

Geplanter Verlauf ("Was und Wie?")	Kommentar/Begründung ("Warum?")
Ich zeige Herrn M. die Materialien und gebe ihm die Möglichkeit, sich aus eigener Initiative und Antrieb heraus die Übungen anzuschauen.	Herr M. besitzt die kognitiven Fähigkeiten, die Übungen zu bearbeiten. Ich werde auch an seine visuelle Wahrnehmung mithilfe von Bildern zu den Lückentexten ansprechen, um einen zusätzlichen Reiz zu schaffen. Ich lasse Herrn M. die Zeit die er benötigt, da es hier nicht um die Arbeit per se geht, sondern um die Fokussierung auf dieser. Die Daueraufmerksamkeit und Konzentration stehen hier im Vordergrund, Arbeitsresultate sind zwar wünschenswert, jedoch nicht zwingend erforderlich. Prinzip der Anschauung, Prinzip der Individualisierung
Erarbeitungsphase	
Auf einer kommunikativen Ebene (langsam und für ihn verständlich) werde ich die Übungen zusammen mit Herr M. durchgehen und diese erläutern (in leichter Sprache sprechen, damit er die Erklärung versteht). Mit Unterstützung, Hilfestellungen und gemeinsames Erarbeiten machen wir zusammen weiter. Ich stelle den Time-Timer auf 15 Minuten und weise Herr M. darauf hin, dass wir versuchen, 15	Ich werde darauf achten, dass ich Herrn M. nicht mit zu vielen Reizen überfordere. Ich werde deswegen erst einmal nur die Rechenaufgaben vor ihn hinlegen, damit nicht alle 3 Aufgaben gleichzeitig auf seinem Tisch liegen und er dadurch überfordert wird. (Prinzip der Anschau-ung, Prinzip der Individualisierung) Dann frage ich ihn, ob wir anfangen sollen. Verneint Herr M., werde ich eine

Geplanter Verlauf ("Was und Wie?")	Kommentar/Begründung ("Warum?")
Minuten zusammen die Übungen zu bearbeiten.	andere Übung nehmen und diese erläutern. Ich erzähle wieder von der Thematik Weihnachten und versuche ihn so zu motivieren. Auch ich werde einen Stift haben, um mit Herrn M. zusammen die Aufgaben und Übungen zu bearbeiten. Wenn man zusammenarbeitet, ist Herr M. gewillter, mitzumachen und auch zu helfen. Nimmt sich Herr M. komplett raus, mache ich alleine weiter. Möchte er sich wieder auf der Couch setzen und blockt die Motivationsversuche ab, zwinge ich ihn nicht, das Angebot durchzuführen. Es kann sein, dass Herr M. vermehrt die Toilette aufsucht. Dies soll in der Vergangenheit oft der Fall gewesen sein, wenn er der Situation entfliehen möchte. Zu unterscheiden ob er wirklich auf die Toilette muss, ist nicht möglich. Prinzip der Ich-Du-Beziehung, Prinzip der Individualisierung.
Nach 15 Minuten werde ich Herrn M. fragen, ob er noch weiterhin Lust hat die Aufgaben durchzuführen. Wenn er dies bejaht, zeigt es mir, dass noch motiviert weiterzumachen. Werden die 15 Minuten nicht erreicht, da Herr M. eine Pause benötigt oder nicht zu	Die 15 Minuten sind nicht zwingend gesetzt. Je nachdem wie sich die Aktivität entwickelt, kann man mehr Zeit einplanen, früher aufhören oder wenn man glaubt, dass eine Pause von Nöten ist, eine 10-minütige Pause einzulegen. Ich möchte nicht, dass Herr

Geplanter Verlauf ("Was und Wie?")	Kommentar/Begründung ("Warum?")
motivieren ist, beende ich die Aktivität. Der Time-Timer dient hier als groben Überblick für Herrn M. und für mich.	M. eine negative Assoziation zu der Aktivität hat. Die Konzentration und Daueraufmerksamkeit stehen an erster Stelle und diese sind ohne den Willen und der Motivation nicht einhaltbar. Prinzip der Individualisierung
Abschlussphase	
Ist das Ende erreicht, signalisiere ich Herr M. zunächst, indem ich mich zurücknehme und langsam die erarbeiteten Materialien wegnehme, dass das Angebot langsam endet. Ich bedanke mich bei Herrn M. und reflektiere kurz zusammen mit ihm, wie er die Aufgaben fand und ob es ihm spaß gemacht hat die Übungen durchzuführen. Ich sage ihm, dass wir die Aufgaben gerne nochmal in der Zukunft zusammen bearbeiten können oder ich nochmal neue Aufgaben für ihn erstellen kann.	Möchte sich Herr M. weiter mit den Materialien beschäftigen, gebe ich ihm die Zeit dazu und nehme mich zurück. Dennoch beende ich an einem bestimmten Punkt die Aktivität, um eine Überstrapazierung seiner kognitiven Fähigkeiten zu vermeiden. Durch das äußern meiner Dankbarkeit und der kurzen Reflektion möchte ich sein Selbstwertgefühl verbessern. Durch meine Aussage, dass wir die Übungen gerne auch nochmal in der Zukunft bearbeiten können, möchte ich ihm zeigen, dass er mir wichtig ist und mir die Aktivität zusammen mit ihm viel Freude bereitet hat. Prinzip der Ich-Du-Beziehung

4   Quellenangaben

- Akte von Herrn M.

- PEP von Herrn M.

- Berichte von Betreuern/Mitarbeitern

- Eigene Beobachtungen im Gruppenalltag

- Didaktisch-Methodische Prinzipien heilpädagogischen Handels nach Georg Theunissen

- Thieme, Lexikon der Krankheiten und Untersuchungen, 2008, S. 693

- www.ataxie.de/seite/465622/was-ist-ataxie

- https://bvgt.de/ganzheitliches-gedaechtnistraining/

- https://wortwuchs.net/lueckentext/

- https://www.pflege.de/leben-im-alter/gesundheit-im-alter/gedaechtnistraining/

5 Anhang

- Zwei Lückentexte, eine Seite der Tik-Tak-Toe Vorlage und Rechenaufgaben

Aufgabe 1

Setze die folgenden Wörter in die Lücken ein.

Hand, Bett, Plätzchen, Ofen

Teig, Plätzchen, Brett, Küche

Weihnachtsplätzchen für alle

Jonas wacht auf. „Morgen ist Weihnachten", denkt er und springt

entzückt aus dem _____.

Aus der _____ kommt ein süßer Duft. Jonas geht hin-

ein.

Seine Mutter knetet den _____ für die Weihnachts-

plätzchen.

„Der Teig ist fertig. Hier sind alle Formen für die

_____".

Jonas nimmt eine Sternform in die _____.

Die Mutter rollt den Teig auf dem _____ aus und Jo-

nas beginnt, ihn auszustechen.

„Das werden eine Menge _____", sagt Jonas freudig.

„Natürlich, wir wollen alles vorbereiten, damit wir am Heiligabend und die Tage danach nur noch essen können", sagt die Mutter zwinkernd.

Sie nimmt das volle Blech und schiebt es in den

_____ .

Aufgabe 2

Setze die folgenden Wörter in die Lücken ein.

Geschenke, Jahr, Baum, Kinder, traurig,
sicher, Morgen, Abend, pünktlich

Der verstopfte Schornstein

Jedes Jahr zur Weihnachtszeit hängten die _____ der Familie

Müller viele bunte Socken an den Kamin.

Sie hofften, dass der Weihnachtsmann zu Weihnachten möglichst viele

schöne _____ bringt.

Doch dieses Jahr war etwas anders. Der _____ war wunderschön

geschmückt, die Beleuchtung am Haus war perfekt.

Doch kurz vorm Weihnachtstag kam der Vater von Lukas und Jonas und

sagte: „Tut mir leid Jungs, der Schornstein scheint verstopft. Wir müssen erst

mal sehen, ob der Weihnachtsmann dieses _____ Geschenke brin-

gen kann."

Jonas und Lukas waren natürlich sehr _____.

Geschenke, Jahr, Baum, Kinder, traurig,

sicher, Morgen, Abend, pünktlich

Doch ein verstopfter Schornstein würde den Weihnachtsmann hoffentlich nicht

aufhalten. Aber ganz _____ waren sie sich auch nicht.

Als sie am _____ in Ihren Betten lagen, hörten sie spät noch etwa

rumpeln und poltern. Keiner von beiden traute sich nachzusehen.

Die Überraschung folgte am nächsten _____.

Natürlich hatte der Vater für einen freien Schornstein gesorgt und auch der

Weihnachtsmann hatte _____ die Geschenke gebracht.

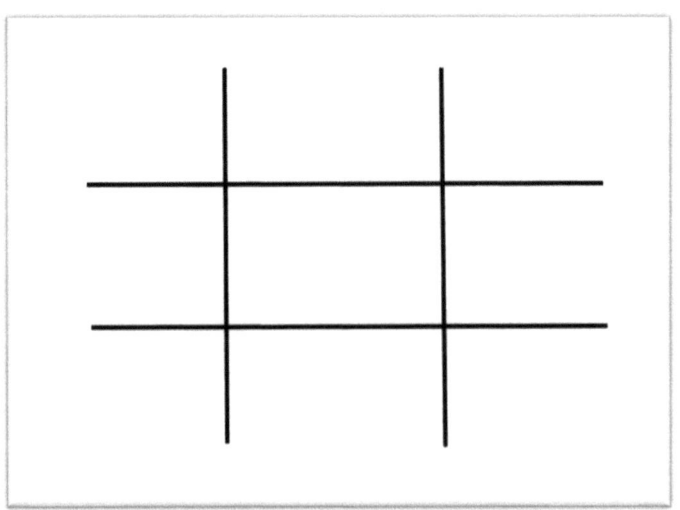

7 + 4 =

4 + 5 =

10 + 6 =

13 + 7 =

8 + 7 =

17 + 9 =

16 + 6 =

12 + 12 =

7 + 12 =

4 + 18 =

15 + 5 =

6 + 6 =

3 + 3 + 3 =

12 – 4 =

18 – 5 =

9 – 7 =

15 – 6 =

20 – 7 =

16 – 8 =

17 – 8 =

20 – 9 =

BEI GRIN MACHT SICH IHR WISSEN BEZAHLT

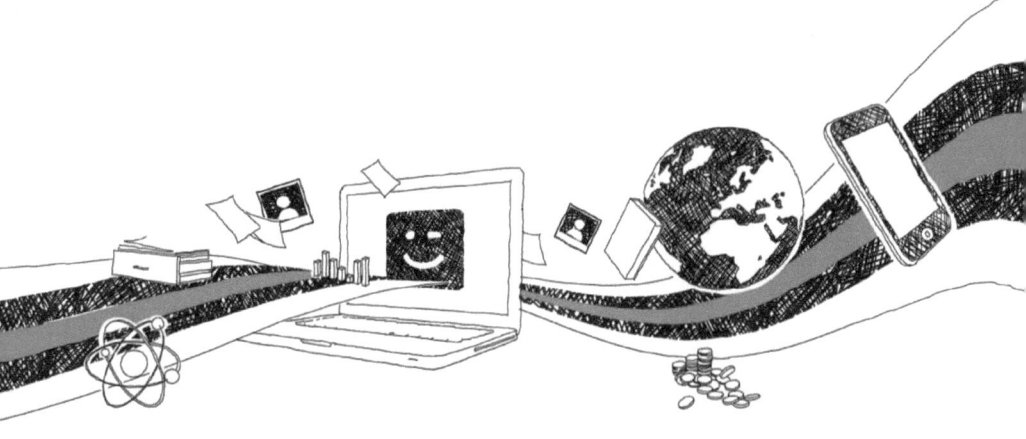

- Wir veröffentlichen Ihre Hausarbeit,
  Bachelor- und Masterarbeit

- Ihr eigenes eBook und Buch -
  weltweit in allen wichtigen Shops

- Verdienen Sie an jedem Verkauf

Jetzt bei www.GRIN.com hochladen und kostenlos publizieren

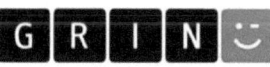